AF588974

DES GLAIRES,

DE LEURS CAUSES,

DE LEURS EFFETS,

ET DECOUVERTE

D'UN MEDICAMENT

Propre à combattre cette humeur.

Hæc volet sub luce videri,
Judicis argutum quæ non formidat acumen. Art. Poet. d'Hor.

Par J.-L. Doussin-Dubreuil, Docteur-Médecin.

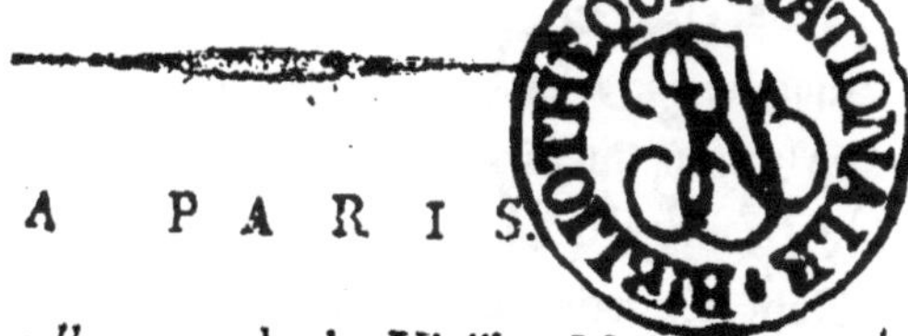

A PARIS.

Chez les Citoyens
- *Lachapelle*, rue de la Vieille-Monnoie, près la rue des Lombards, n. 20.
- *Lucet*, Directeur du *Bulletin de Littérature, des Sciences & des Arts*, rue Montmartre, n. 94.
- *Fuchs*, Libraire, quai des Augustins.
- A Viteaux, (Départem. de la Côte-d'Or.) chez le citoyen *Peyrouse*.

L'An IV. de la République Française.

AVERTISSEMENT.

J'ai confié la distribution des Poudres végétales purgatives, dont je parle dans cet Ouvrage, au citoyen *Lachapelle*, à Paris, rue de la Vieille-Monnaie, n° 20, près la rue des Lombards : c'est chez lui qu'est établi le Bureau général & central d'où partent tous les envois, & à qui il faut adresser toutes les demandes particulières.

Mais pour étendre & faciliter la distribution de ce remède, le citoyen Lachapelle a, d'après mon consentement, autorisé le citoyen *Peyrouse*, demeurant à Viteaux, Département de la Côte-d'Or, à en établir des Dépôts par-tout où il le jugera convenable, tant en France que chez l'Etranger. Les Dépositaires du citoyen *Peyrouse* ne doivent correspondre qu'avec lui seul, pour les envois dont ils auront besoin, & que le citoyen *Perouse* tirera directement du Bureau général.

Le citoyen *Perouse* pourra aussi satisfaire aux demandes particulières qui seraient adressées à son Bureau, en raison du rapprochement des localités.

Le citoyen *Lachapelle* s'est réservé le droit d'établir des Dépôts particuliers dans le département de la Seine seulement. Il vient de former les trois suivans à Paris :

Chez le citoyen *Roger*, Epicier-Droguiste, rue du Petit-Carreau, vis-à-vis la Cour des Miracles.

Chez le citoyen *Carroï*, Botaniste, rue de la Harpe, près la rue Serpente.

Et Chez le citoyen *Girardin*, au Cabinet Littéraire, Palais Egalité.

Signé, *J.-L. Doussin-Dubreuil*, D. M., rue Neuve de l'Egalité, (*ci-devant* Bourbon-Villeneuve), n. 333

INTRODUCTION.

Des obſervations raiſonnées, une étude attentive & réfléchie, m'avaient donné depuis long-tems de fortes préſomptions que la plupart des maladies chroniques provenaient des glaires. Frappé de cette idée, je réſolus de me livrer tout entier à l'examen de ce principe morbifique qui m'avait paru trop négligé. Je m'appliquai dès-lors ſérieuſement à en étudier l'origine & les effets; je le ſuivis dans ſes progrès inſenſibles, je l'obſervai dans ſon action ſur les divers organes, & je parvins à reconnaître comment il pouvait ſe compliquer avec d'autres vices des humeurs, en aggraver les accidens, & détériorer lui ſeul l'harmonie intérieure.

Satisfait de mes recherches à cet égard, je ne crus pas devoir me borner à une connaiſſance ſtérile : je m'occupai donc, avec avec tout l'intérêt d'un ſujet auſſi important à découvrir un remède qui attaquât avec ſuccès l'humeur glaireuſe, & la fît évacuer ſans avoir les inconvéniens des purgatifs ordinaires.

Ce fut au commencement de 1791 que j'annonçai la découverte que j'avais faite, & dont l'expoſé fait partie de cet ouvrage. Je me contentai alors de faire imprimer la manière d'en faire uſage, & je la remis à ceux que j'avais chargés du dépôt de ce remède. Mais pluſieurs perſonnes ayant depuis manifeſté le déſir de me voir développer mon opinion ſur la cauſe des glaires, & m'ayant fait enviſager que par-là, les occaſions de me rendre utile deviendraient plus fréquentes, en procurant à mon médicament une confiance plus aſſurée, je n'ai pas cru devoir différer plus long-tems de faire part du réſultat de mes recherches ſur les cauſes les plus ordinaires des glaires, & les effets de ce genre d'humeur ſur notre organiſation ;

je me propoſe donc dans le petit ouvrage que j'offre aujourd'hui à la méditation de mes concitoyens (*a*), de dire ce que j'entends par glaires, d'indiquer les cauſes qui donnent lieu à leur formation, les ſignes qui leur appartiennent, les difficultés que préſente ſouvent leur évacuation, leurs effets sur les nerfs,

(*a*) Ayant pour but de m'exprimer avec clarté, & d'être entendu non-ſeulement des perſonnes déjà inſtruites, mais encore de celles qui n'auraient que de faibles notions ſur l'organiſation du corps humain, & les accidens multipliés qui en dérangent l'harmonie, j'éviterai autant qu'il me ſera poſſible d'employer le langage affecté de la ſcience & de prodiguer les termes techniques de la Médecine : par la même raiſon, je ne négligerai pas d'expoſer des vérités qui ne ſont point neuves dans cet art, lorſqu'elles me paraîtront néceſſaires au développement & à l'intelligence d'autres vérités importantes que je crois avoir ſaiſies en obſervant avec attention la marche de la Nature, & en analyſant les meilleurs Écrits ſur l'art de guérir.

l'organisation physique en général & le moral de ceux qui en sont le plus tourmentés.

Je me propose également de rapporter quelques-unes de mes observations sur les effets de cette découverte dans des cas tout-à-fait graves, & de dire comment on doit l'employer.

DES GLAIRES,

DE LEURS CAUSES,

DE LEURS EFFETS,

ET

DÉCOUVERTE

D'UN MÉDICAMENT

PROPRE

A COMBATTRE CETTE HUMEUR.

ARTICLE PREMIER.

DES GLAIRES.

J'ENTENDS par glaires une humeur visqueuse & gluante qui ne se détache & ne se vuide qu'aveo peine, résultante soit de digestions mal faites, soit d'une portion plus ou moins considérable de la matière de la sueur ou de la transpiration insensible, qui, ne pouvant s'échapper par les voies que lui a frayées la nature, & forcée de s'arrêter, soit dans le tissu de la peau, soit dans celui des organes qui l'avoisinent ou qui occupent le centre, A est coagulée par un principe acide qui ne l'abandonne jamais (1) & réduite en une gelée plus ou moins épaisse, dont la couleur & la consistance varient suivant les tempéramens & les organes qu'elles affectent. Les glaires sont ou blanches ou d'un gris noir, & quelquefois d'un jaune plus ou moins pâle; celles qui viennent de l'estomac, & que plusieurs personnes vomissent tous les matins, sont plus liquides que celles qui viennent des poumons & que l'on crache en flocons; les glaires que l'on rend dans les urines, & qui, après avoir séjourné un certain tems, vont

---

(1) Cet acide est démontré par l'odeur aigre qu'a la transpiration des personnes qui ont beaucoup de glaires toutes les fois qu'elle s'échappe abondamment, soit par la foiblesse de l'individu, soit par une crise bienfaisante de la nature; un savant à qui j'ai lu cet article, m'a assuré qu'il avait été reconnu par le célèbre *Lavoisier.*

s'attacher aux parois du vase, ou se précipitent au fond en forme de boue épaisse & gluante; celles qui s'échappent par la matrice & qui, après avoir séjourné à l'extrémité des vaisseaux qui y aboutissent, forment ce qu'on nomme des *fleurs blanches* (2); celles qui se trouvent dans la matière fécale des personnes

(2) Lorsque l'humeur glaireuse s'arrête dans la matrice, (ce qui, comme je viens de le dire, donne naissance aux *fleurs blanches*), & qu'on ne soigne pas cette partie; on a à apréhender plusieurs accidens, car cette humeur, déjà acre par elle-même, le devenant encore d'avantage par son séjour, agace les nerfs qui s'y trouvent en grand nombre, y établit un point irritant qui augmente l'affluence de l'humeur glaireuse, ce qui ajoutant à son humidité naturelle, occasionne chez quelques femmes des descentes de matrice, chez d'autres des excoriations qui dégénèrent souvent en ulcères, dont le caractère donne quelquefois des doutes, & chez presque toutes des démangeaisons fatiguantes; les hommes sont également sujets à des écoulemens glaireux, qui, comme je le dirai par la suite, sont pris pour vénériens. J'observerai ici que c'est à tort qu'on a recours aux demi-bains froids, ou aux injections astringentes seules, telles que les décoctions pe grenades, l'eau composée avec l'extrait de saturne (*a*), ou autre du même genre; ces médicamens qui pourraient

(a) *Eau de Goulard.*

dont la constipation ou la diarrhée dépendent de la faiblesse des intestins ; présentent également de la différence (3).

---

par leur action répercussive donner du ton à la partie & déshabituer l'humeur glaireuse d'y aborder, si en même tems on avait soin de la détourner & de l'évacuer par les selles, par un usage un peu long de purgatifs légers pris chaque jour, renferment au contraire, pour me servir de l'expression vulgaire, le loup dans la bergerie, aussi les fleurs blanches en deviennent-elles interminables, & les hommes conservent-tls un tems fort long, & souvent toute leur vie daus le canal de l'urètre, des embarras purement glaireux qui leur occasionnent des difficultés d'uriner, & qui les obligent quelquefois, s'ils ne veulent pas finir dans les tourmens les plus cruels, à faire le sacrifice d'une portion souvent considérable de la partie malade.

(3) Si l'on sait que les glaires détruisent le ton partout où elles se rencontrent ; on ne sera point surpris que les membranes des intestins en étant imprégnées, ceux-ci ne puissent se contracter suffisamment pour en expulser la matière fécale tous les jours, comme dans l'état sain, & que ce ne soit que lorsqu'elle est en quantité suffisante pour former une masse capable de dilater le sphyncter de l'anus qu'elle s'échappe presque toujours en dyarrhée, tous les trois ou quatre jours & quelquefois plus : plusieurs personnes persuadées alors que leur constipation reconnaît pour cause trop de chaleur, font un

Art. II.

Causes les plus ordinaires des Glaires.

Plusieurs causes, soit physiques soit morales, peuvent rendre les digestions imparfaites ou s'opposer à la libre excrétion de la matière de la sueur ou de la transpiration insensible, & donner lieu à la formation des glaires. Mais quelles qu'elles soient elles agissent toutes ou en affaiblissant l'estomac ou en s'opposant à la dilatation des pores & des conduits excréteurs (4) l'air trop épais, l'eau qui ne circule point, celle qui tient en dissolution beaucoup de matière argileuse ou d'autres d'une qualité également relâchante; les boissons raffraîchissantes ou acides, telles que la bierre blanche, le cidre, la limonade, &c. &c.; les farineux, tels que

usage abondant des antiphlogistiques, tels que la limonade, l'orgeat, les bouillons de veau, de poulets, &c. ainsi que des lavemens émolliens; mais loin d'aller plus facilement à la garderobe, elles augmentent la constipation en délabrant l'estomac, & en augmentant l'atonie des intestins.

(4) Les personnes qui ont beaucoup de glaires, ont en général les digestions difficiles & la peau sèche.

les poids, les fêves, les haricots & autres végétaux de la même nature; la trop grande application à l'étude, les excès dans les plaisirs & les affections de l'ame propres à rallentir les mouvemens du cœur ou à rétrécir cet organe; voilà les causes les plus ordinaires des glaires, dont les unes, comme je viens de le dire, agissent sur l'estomac, & les autres sur les pores & les conduits excréteurs.

Le tempéramment & l'âge sont des dispositionsparticulières qui savorisent également la formation des glaires; aussi, le phlegmatique dans tous les tems de la vie, & le sanguin dans la vieillesse, en sont-ils le plus tourmentés; ce qui fait que l'un & l'autre ont les nerfs plus sensibles & sont plus sujets aux catharrhes, aux rhumatismes, à la goutte, en un mot à toutes les maladies dépendantes d'une humeur glaireuse abondante. Mais si l'on sait que les maladies, dont la cause appartient à la nature du tempérament, sont bien moins longues que celles qui dépendent d'une dégénérescence considérable, on ne sera point surpris que le sanguin & le phlegmatique surtout, qui, à raison de leur humidité naturelle, font attaqués de ces maladies aux moindres altérations de l'air, soient plutôt rétablis & souffrent beaucoup moins que le billieux & le mélancolique qui sont naturellement secs, & chez qui, par conséquent, l'humeur glaireuse étant moins susceptible de fluidité, ne se vuide que très-difficilement.

On conçoit sans peine comment l'eau & l'air chargés de particules grossières, des substances froides ou contenans une grande quantité de mucilages, peuvent fournir beaucoup d'humeur glaireuse ou contribuer à sa formation; mais il n'est pas aussi facile de concevoir comment la trop grande application à l'étude, les peines vives de l'ame & les excès dans les plaisirs peuvent produire les mêmes effets. C'est ce que je vais examiner dans les articles suivans.

ART. III.

De la trop grande application à l'étude.

TOUTES les fois que l'ame est vivement occupée; il y a réunion de force à l'endroit où se passe le travail qui l'occupe; on peut même dire que tout se porte ou tend à se porter vers cet endroit. Je ne le désignerai pas, mais quel qu'il soit, il s'y établit un foyer d'irritation qui oblige les fluides à y aborder de tons les points : cet abord ne peut avoir lieu sans que les parties les plus éloignées du foyer n'en souffrent : delà leur faiblesse, & par conséquent la perte de leur faculté expultrice. Que résulte-t il si le sujet exige une grande contention d'esprit, & si l'occupation est opiniâtre ? L'organe où se passe le travail & qui peut être la plupart du tems un des plus essentiels à la vie, accablé par le poids souvent énorme d'une portion de la matière de la transpiration insensible, qui lui a été apportée peu à peu par les fluides forcés de suivre la direction du foyer irritant, se démunit de sa force réactive, ne peut, par conséquent, donner à cette humeur le degré d'impulsion dont elle a besoin pour réprendre son cours; & celle-ci ne pouvant ni se confondre avec tout ce qui se meut dans l'atmosphère, ni rentrer dans le torrent de la circulation, n'ayant d'autre communication qu'avec l'acide dont j'ai déja parlé, est condensée par cet acide lui-même, & réduite, comme je l'ai dit ailleurs, en une gelée plus ou moins épaiſſe, connue ſous le nom de *glaires* : mais les choſes n'ont pu arriver à ce point ſans que le reſte de l'organiſation n'ait eu également à ſouffrir; auſſi la faibleſſe devient générale, les pores & les conduits excréteurs ſe reſſerrent, & l'autre portion de la matière de la tranſpiration inſenſible, forcée de retrograder, eſt également réduite en gelée par le même principe coagulant (*a*).

ART. IV.

Des peines vives de l'ame.

RIEN n'eſt plus propre à faire comprendre ce qui ſe paſſe dans l'ordre phyſique toutes les fois que l'ame a des peines vives, que ce que je viens de dire à l'égard de la trop grande application à l'étude; il eſt certain qu'il s'établit également un foyer d'irritation, mais quelle différence dans ſa manière d'agir! Dans le premier cas l'ame eſt preſque toujours contente,

(*a*) Cet état ne tarde pas à être ſuivi d'attaques plus ou moins violentes de paralyſie, ou d'autres accidens du même genre.

& la force qui s'oppoſe à la dilatation du cœur & des conduits excréteurs n'agit que lentement tandis que, dans le ſecond cas, l'action du foyer eſt prompte & l'affluence de la matière de la tranſpiration ſouvent telle, qu'en un clin-d'œil il ſe commet dans l'organiſation des troubles la plupart du tems irréparables. Combien de fois, à la nouvelle d'un événement fâcheux, n'a-t-on pas vu l'humeur billieuſe s'épancher preſque ſubitement dans les liqueurs & leur donner ſa couleur ainſi qu'à la peau (*a*), la matière menſtruelle refluer & ſe dépoſer ſur les principaux organes de la vie (*b*), le flux hémorroïdal & l'humeur goutteuſe occaſionner les mêmes accidens (*c*), les cheveux ſe blanchir ou tomber dans une nuit, &c. &c.! Je n'entreprendrai point de développer tout ce que peut offrir d'important à connaître l'état moral des perſonnes dans les maladies dont elles ſont affectées ; long-tems cet état

(*a*) Jauniſſe.

(*b*) Suppreſſion des règles avec étouffement.

(*c*) Ce dernier accident eſt connu ſous le nom de *goutte remontée*.

fût compté pour rien, même par des ſavans célèbres dans l'art de guérir : excepté les émotions bruſques & inattendues & quelques effets très-ſenſibles de l'imagination, les ravages ſecrets des affections de l'ame, des chagrins vifs & concentrés, accompagnés de myſtère & dénués de conſolation, devenaient rarement le ſujet de leurs méditations ; mais la philoſophie s'eſt enfin liée à cet art, elle a épié l'action lente & ſucceſſive, les progrés plus ou moins rapides des cauſes morales dans l'altération des organes & la dépravation des fluides ; dès-lors il a été poſſible de faire des obſervations bien précieuſes, & dans ce nouveau champ ouvert aux recherches & aux découvertes des vrais amis de l'humanité, ſi quelque choſe afflige l'obſervateur le plus ſûr de ſes données, c'eſt la difficulté qu'il trouve à prévenir ou arrêter les déſordres de l'ame, afin de réparer les déſordres phyſiques ; auſſi cet obſtacle rend-il ſa tâche plus pénible, & les effets des médicamens qu'il conſeille ſont-ils ou plus lents ou n'agiſſent-ils aucunement à l'avantage de ceux qu'il traite. Je ne ſaurais donc trop recommander à ceux qui veulent obtenir des remèdes dont ils font usage le succès qu'ils en espèrent, d'éloigner, le plus possible, toute idée propre à resserrer le cœur; car la cause du mal subsistant toujours, leurs effets ne seraient que momentanés.

Art. V.

Excés dans les plaisirs.

J'ai dit que la trop grande application à l'étude où les peines vives de l'ame occasionnaient un foyer d'irritation qui absorbait la la matière de la transpiration insensible, & la faisait refluer à l'intérieur en resserrant les conduits par lesquels elle tend naturellement à s'échapper; les excès dans les plaisirs ne sont pas moins susceptibles de produire le même résultat, quoiqu'au premier apperçu leurs effets semblent tout à fait opposés; car si des différens genres de plaisirs auxquels l'homme se livre avec un abandon indiscret au détriment des forces de la nature, & de cette alternative si sage du repos & de l'activité qui entretient le jeu des ressorts, l'équilibre des humeurs & l'harmonie dans les opérations compliquées du méchanisme du corps humain: je choisis celui de l'amour, (& c'eſt le ſeul qui ſoit le plus propre à me faire comprendre); l'idée de déperdition non-ſeulement d'une ſubſtance eſſentielle, mais d'une évaporation conſidérable de la matière de la tranſpiration inſenſible, s'offre d'abord à la penſée, & cette hypotèſe eſt réellement contradictoire avec ce que j'ai dit des effets de l'application à l'étude ou des peines de l'ame, mais il n'en eſt pas moins vrai qu'en dernière analyſe, le réſultat est le même. Dans l'application à l'étude et les peines de l'ame, l'effet se trouve immédiat; dans le second cas il n'a lieu que par réaction. Je m'explique :

Si dans l'application à l'étude et les peines de l'ame, la transpiration insensible est attirée vers l'intérieur dans les excès des plaisirs, la force qui l'expulse en dehors éprouve une action exagérée qui fatigue les organes et dérange tellement les ressorts, que les pores et les conduits excréteurs, obligés de s'affaisser et de se fermer presqu'aussitôt, ne permettent plus l'excrétion de cette humeur : elle est donc forcée de rétrograder; elle n'affecte à la vérité aucun organe de préférence, ainsi qu'il arrive dans les deux premiers cas ; mais comme elle reflue dans le sang avec lequel elle ne peut s'identifier, et que ce fluide fait continuellement des efforts pour s'en débarrasser, il en dépose le plus qu'il lui est possible sur ceux des organes qui par leur structure sont les plus propres à la recevoir, et à favoriser sa congellation, tels que la membrane pituitaire, les cellules bronchiales, l'orifice supérieur de l'estomac, le foie, les reins, les membranes, des intestins, les glandes du mesentère, et les articulations ; aussi presque tous ceux qui ont commis des excès avec les femmes ou qui ont eu recours à ces moyens inventés par le vice et désavoués par la nature (*a*) sont-ils sujets ainsi que l'homme trop studieux ou trop sensible, aux enchiffrenemens, aux rhumes de poitrine, à la cardialgie (*b*), aux épanchemens billieux, aux coliques néphritiques et du bas-ventre, à la goutte, en un mot à toutes les

---

(*a*) La masturbation.

(*b*) Douleur à la fosse de l'estomac, souvent accompagnée de chaleur & le dérangement dans les digestons.

maladies qui dépendent des empâtemens glaireux, et d'un sang qui péche par trop de viscosité.

ART. VI

Signes des Glaires.

LES signes qui indiquent la présence des glaires, sont les suivans : la peau sèche et dure au toucher (5) : le teint et les lèvres pâles ou

(5) Ces signes se rencontrent également dans les maladies aiguës ; mais avec cette différence qu'ils n'existent que pendant la durée de la maladie qui n'est pas de plus de quarante jours. Ainsi, si après ce tems la matière de la transpiration insensible ne revient plus humecter la peau, & lui enlever son aridite, c'est une preuve qu'elle est retenue au centre par un principe tout à fait opposé à celui qui l'y avait attiré, ce qui détermine une maladie du genre chronique, d'autant plus difficile à détruire, qu'elle n'est qu'une conséquence de la faiblesse de la nature, je crois devoir observer que cette faiblesse est presque toujours occasionnée par l'usage immodéré des boissons raffraîchissantes, ce qui est alors de la faute de ceux qui n'ayant égard ni aux forces de l'estomac, ni au période de la maladie, ni au tempérament, ni à l'âge, ni à la nature de l'humeur désorganisatrice, ne voient jamais qu'incendie dans les liqueurs & trop de ton dans les solides; il ne faut cependant toujours en vouloir à l'homme de l'art qui a

d'un jaune plus ou moins foncé (6) ; la bouche presque toujours fade et pâteuse, l'haleine aigre, le passage de l'air souvent embarrassé, la voix enrouée, des palpitations de cœur, des étouffemens, un sentiment douloureux au creux de l'estomac, des digestions lentes et pénibles et quelquefois accompagnées de coliques, qui ne paraissent se calmer que lorsqu'on a rendu beaucoup de vents par en bas et quelquefois par en haut ; des urines chargées d'un nuage blanc et épais, et qui, à la suite de maux de reins, entraînent avec elles des sables ou graviers (7), des douleurs aux

---

souvent tout prévu, mais bien au peu de raison des malades, qui malgré les recommandations, ne suivent pas scrupuleusement le régime qu'on leur prescrit.

(6) Ces symptômes qui annoncent un grand désordre dans les organes destinés à séparer l'humeur billieuse du sang, ne se rencontrent guères que chez ceux qui ont eu de grande frayeurs ou des chagrins très-vifs.

(7) Ce sont les glaires qui dans les reins arrêtent les particules terreuses des alimens, les unissent étroitement & en forment peu à peu une masse quelquefois lisse, & quelquefois inégale plus ou moins volumineuse, qui nécessite presque toujours l'opération de chirurgie connue sous le nom de Lithotomie, ou opération de la pierre.

articulations et quelquefois au milieu des os (8), une pesanteur presque continuelle dans la marche, un écoulement d'humeurs épaisses, tantôt blanches tantôt d'un jaune tirant sur le vert, connue chez les personnes du sexe sous le nom de *fleurs blanches*, et chez les hommes sous celui de *gonorrhée bénigne*, ou sans virus (9); une toux fatiguante et qui ne se termine que par l'expectoration de matières épaisses et collantes, dont la couleur est souvent d'un blanc jaune ou d'un gris cendré; des soulevemens d'estomac, et suivis de vomissemens d'humeur gluante, qui ont la transparence de l'eau (*a*); une extrême sensibilité

(8) Ces douleurs ſont ſouvent attribuées à l'action du virus vénérien, erreur bien funeſte, lorſqu'elle eſt adoptée par des partiſans du mercure.

(9) Il eſt ſouvent difficile de diſtinguer la gonorhée bénigne ou ſans virus vénérien, de celle qui eſt maligne, & par conſéquent avec virus, parce que l'une & l'autre peuvent offrir les mêmes ſymptômes; c'eſt-à-dire, la tenſion & la courbure de la verge, les cuiſſons en urinant, une rougeur plus ou moins vive au bout du gland, &

(*a*) C'eſt ce qu'on nomme *phlegmes* : quelques-uns diſent *pituite*.

au froid et une grande facilité à s'enrhumer, Voilà les signes non équivoques de la présence des glaires, dont une partie, circulant avec le sang et les autres liqueurs rallentit leur cours en les rendant plus denses ; et l'autre, en se fixant sur les principaux organes de la

que la matière peut être également jaune & verte ; aussi n'est-il pas rare de rencontrer des victimes de la méprise que commettent ceux qui ne savent pas que cet accident, de même que celui qu'on est convenu de nommer fleurs blanches chez les personnes du sexe, peuvent être occasionnées par des chagrins vifs, un usage immodéré de la bierre blanche ; &, comme je l'ai déjà dit, par celui de la masturbation. J'ai connu un homme qui, toutes les fois qu'il avait des chagrins un peu vifs, avait un écoulement qui parcourait tous les périodes de la gonorrhée maligne : la matiére était tantôt jaune, tantôt verte ; on lui avait administré deux fois le mercure, qui, comme cela devait être, avoit entièrement délabré son tempérament : ses nerfs surtout étaient dans un état pitoyable, il avait seize ans lorsqu'il fût contraint de subir le premier traitement ; ses parens l'y forcèrent ; l'homme de l'art qui le soignait & que je n'accuserai que d'ignorance, les avait tellemen abusé sur la cause du mal, que la gonorrhée ayant résisté à ce premier traitement, ceux-ci exigèrent de leur fils qu'il se soumit à un second ; il y a tout lieu de croire qu'il conservera cette indisposition jusqu'à la mort ; si les personnes sujettes aux fleurs blanches s'observent, elles vie, les prive de la faculté de remplir leur fonctions respectives, er devient la cause d'une foule de maladies auxquelles on a cru devoir donner des noms.

ART. VII.

Action des Glaires sur les nerfs.

LES glaires agissent sur les nerfs ou en s'opposant à la circulation parfaite du principe de la vie, ou en agaçant et tiraillant les fibres qui les composent (10), ce qui occasionne chez les uns des attaques de paralysie, et chez les autres des mouvemens involontaires, avec ou sans douleur, connues sous le nom de *spasme* ou *convulsion;* aussi les personnes sujettes à la paralysie, aux rhumatismes, à la goutte, aux crampes, aux maux de reins et autres affections nerveuses, ont-elles beaucoup de glai-

---

doivent s'appercevoir que cet écoulement est bien plus considérable, lorsque le moral est affecté.

(10) C'est, comme je l'ai déjà dit, à l'acide qui condense la matière de la transpiration qu'on doit attribuer l'agacement & le tiraillement des fibres nerveuses; mais cet acide est souvent secondé par des vers qui prennent naissance dans la saburre glaireuse.

res, et sans se douter que cette humeur soit la cause de leur maladie.

ART. VIII.

Effets des Glaires sur le moral.

LES personnes qui ont beaucoup de glaires, sont, en général, tristes et d'une sensibilité extrême : le moindre événement les affecte ; elles n'ont point de stabilité dans leurs décisions, leurs idées sont incohérentes : sans cesse occupées des désordres physiques, l'ame est incapable d'opérations difficiles ; elles ne trouvent rien qui les récréé ; elles n'ont ni le courage ni même le désir de tirer parti de mille situations heureuses : la solitude est pour elles un besoin, la nonchalance un penchant qu'elles ne peuvent vaincre, et le mouvement un supplice.

ART. IX.

Evacuation des Glaires.

LES glaires ne s'évacuent pas avec la même facilité chez tous les sujets, et cela dépend du plus ou moins de densité qu'elles ont. On conçoit facilement que plus un corps est épais plus le dissolvant a de peine à séparer ses molécules et à lui donner de la fluidité. Le tempérament, comme je l'ai déjà dit, est une des causes de ce plus ou moins de densité, qui dépend également du lieu que les glaires occupent ; ainsi, par exemple, celles qui engorgent les articulations et qui donnent naissance à la maladie qu'on nomme *goutte* (11), sont bien plus difficiles à évacuer que celles qui empâtent l'estomac et les intestins ; les glaires qui engorgent le foie présentent également des difficultés, sur-tout si la cause qui a donné lieu à leur formation, ou qui les a si j'ose le dire, attiré sur cet organe (12), a

---

(11) J'invite ceux qui pourraient douter de la vérité de cette aſſertion, à obſerver les goutteux, & ils verront que la plupart tranſpirent peu, que leur eſtomac eſt preſque toujours mauvais; & que tous ont beaucoup de glaires.

(12) S'il m'était permis d'indiquer l'organe qui a le plus à ſouffrir, toutes les fois que l'ame a des peines vives, je déſignerais le foie, je m'y croirais autoriſé par la ſtructure de cet organe, la quantité conſidérable de rameaux nerveux qui s'y rencontrent, les douleurs ſouvent vives qu'on éprouve à la région qu'il occupe, les empatemens

été vive et soutenue, comme il arrive dans les maladies qui résultent d'un chagrin violent.

Art. X.

Du médicament.

Je n'avais rien négligé pour bien connaître la nature de l'humeur glaireuse; je m'étais convaincu que pour m'opposer à ses effets, il fallait nécessairement la combattre par les purgatifs, et quoiqu'en contradiction avec l'opinion presque généralement adoptée, je me flattai de l'espoir de découvrir un médicament qui mordît avec succès sur cette humeur ténace, séparât ses molécules et la rendît assez fluide pour qu'une portion pût être évacuée par les selles, & l'autre s'échapper par les pores : mais comment l'attaquer, lorsque les ravages qu'elle produit sont à leur comble, et lorsqu'elle a occasionné dans le genre nerveux une désorganisation presque complette? Il me fallait trouver un remède qui, en éva-

---

glaireux que l'anatomie y découvre chez les personnes mortes de chagrin, & par la nécessité où se trouve la bile de refluer dans le sang.

cuant les glaires, agît en même temps avec une douceur telle que, loin d'affaiblir le tempérament le plus appauvri et d'irriter encore les nerfs, il les fortifiât au contraire, ranimât le principe de la vie, & pût être continué un temps proportionné à la gravité de la maladie. La rhubarbe, le senné, le jalap et les sels neutres me parurent d'abord propres à remplir ces deux indications; j'avais observé qu'ils atteignaient l'humeur glaireuse, mais je changeai d'avis lorsque je fis attention que la rhubarbe, ayant une qualité astringente et très-échauffante, agaçait elle-même les nerfs, et ne pouvait être continuée un temps assez long et à une dose assez forte pour détruire entièrement cette humeur et s'opposer à sa réproduction; que le senné et le jalap ne contenaient rien de propre à soutenir le ton des solides, (point essentiel) et que le plus doux des sels neutres était l'ennemi des nerfs. J'avais parcouru en vain les différentes classes de remèdes que fournissent les règnes minéral et animal; j'avais employé toutes les ressources connues de la chymie; enfin après avoir presqu'entièrement scruté le rêgne végétal, je fus assez heureux pour y rencontrer des plantes qui possédaient les qualités que je cherchais depuis long-temps. Ne perdant pas de vue que j'avais à lutter contre des erreurs qui par leur ancienneté étaient d'un grand poids, je ne négligeai rien pour m'assurer de l'efficacité de ma découverte et réussir dans l'application que je me proposais d'en faire ; aussi profitai-je de toutes les occasions que je crus propres à m'offrir des résultats sur lesquels je pusse compter, et ce ne fut qu'après avoir acquis pendant trois ans des données bien certaines sur ses propriétés, que je me déterminai à le faire connaître.

Cette matière importante préſente à l'obſervateur un ſyſtème vaſte & des ramifications ſi étendues, que l'on pourra s'étonner que j'aie conſacré un ſi petit nombre de pages aux développemens dont elle eſt ſuſceptible; mais j'ai conſidéré qu'un écrit trop volumineux ne ſerait propre qu'à détourner de ſa lecture les perſonnes auxquelles il eſt particulièrement deſtiné. Je me ſuis donc attaché a reſſerer mes idées, & ſacrifiant certains détails qui ne m'ont pas paru abſolument eſſentiels. J'ai tâché d'offrir dans un ordre précis, clair &mé-

thodique, tout ce qui pouvait instruire suffisament les lecteurs, sans fatiguer leur attention. S dans la suite, il se présente quelque difficulté nouvelle a résoudre quelques observations précieuses a ajouter à celles que je publie; il me sera facile de les insérer dans une nouvelle édition de cet ouvrage.

Je passe maintenant aux Observations que j'ai promises. Ce sont des faits; c'est l'expérience elle-même qui doit venir à l'appui de mes assertions, et déposer en faveur du médicament que je destine avec sécurité au soulagement de mes semblables.

OBSERVATIONS.

Les Rédacteurs du Journal d'Instruction sur toutes les branches de l'Art de guérir, à M. Doussin-Dubreuil, *Médecin à Paris.*

MNSIEUR,

Un des objets que nous nous sommes proposés en établissant un *Journal d'instruction* sur toutes les parties de la Médecine, a été de recueillir les méthodes nouvelles de traitement que des hommes habiles opposent chaque jour aux maladies les plus rebelles. Le remède que vous annoncez nous a paru digne d'attention. Les faits qui en constatent l'efficacité nous paraissent tenir aux grands principes de l'art, & nous désirons en prendre connaissance pour les offrir à la méditation de nos élèves; veuillez donc nous communiquer les observations que vous avez recueillies sur l'usage de vos poudres végétales. Si elles ont l'effet que vous leur attribuez, elles ne manqueront pas d'obtenir, comme vous le désirez, les suffrages de l'école célèbre

célèbre dans laquelle nous professons un art que vous êtes fait pour enrichir.

DUMAS, *vice-professeur dans l'université de Montpellier, & l'un des rédacteurs du* Journal de Medecine.

Montpellier, ce 15 *Mars* 1792 (a).

RÉPONSE.

Paris, ce 22 *Mars* 1792

Il n'est pas un auteur en médecine qui ne fasse le plus cas des suffrages de la première école de l'Europe : aussi espérai-je obtenir du public une confiance solide; si je suis assez heureux pour les mériter, je répondrai avec d'autant plus de plaisir à l'invitation que vous me faites de vous communiquer les observations qui constatent l'efficacité de ma découverte contre la plupart des maladies chroniques, que je les crois en effet dignes d'attention. Je vous envoie celles qui m'ont paru les plus propres à intéresser, & j'y joint les pièces qui en démontrent l'authenticité.

DOUSSIN-DUBREUIL, D. M

(a) Le citoyen *Dumas* a été nommé à la place de Professeur dans la nouvelle École de Montpellier.

Première Observation.

L'abbé S.... d, âgé de 44 ans, attaqué d'épilepsie depuis 12 ans, avait mis tout en usage pour se débarasser de cette maladie, lorsqu'il me consulta au mois de décembre 1789; ses crises n'allaient pas à plus de vingt-cinq à trente par an, mais elles duraient souvent trois & quatre heures. Je lui promis de lui donner mes soins & de lui faire faire usage du remède que j'avais découvert pour les maladies de ce genre. Mais je l'assura que sa guérison serait bien plus prompte s'il étai, assez heureux pour avoir la fièvre; j'étayai mon opinion de cet aphorisme d'Hypocrate : *Affectus nervorum febris sanat.* Cette idée lui parut si extraordinaire, que malgré que je le visse tous les jours, il ne me parlait plus de son traitement & peut-être n'en eut-il jamais été question, si une fièvre d'un caractère malin ne se fût manifestée quinze jours après, ce fut alors que, se rappelant ce que je lui avais dit dans notre premier entretien, il me pria de lui donner mes soins; j'y consentis avec plaisir; je le préparai pendant quelques jours à mon médicament qu'il prit pendant trente-six jours seulement, & depuis il n'a pas eu la moindre atteinte d'une maladie dont il ne croyait jamais se débaraſſer. Ainſi mon épileptique apprit par ſa propre expérience que ſi la fièvre eſt ſouvent le deſtructeur de notre organiſation, elle peut devenir dans certains cas une criſe ſalutaire. Comme ſon tempérament était appauvri depuis long-tems, j'avais les plus grandes précautions à prendre; auſſi ne le quittais-je guère. Je me fis faire un lit dans ſa chambre; afin de l'obſerver davantage, & lui porter des ſecours prompts en cas de beſoin. Pendant vingt jours il me fut impoſſibe de repoſer une heure de ſuite, non qu'il fût violemment agité comme j'aurais pu m'y attendre, mais par les cris plaintifs & ſoutenus qu'il faiſait : ſon ſommeil n'en était point interrompu; & de ſon aveu, il n'a eu à ſe plaindre pendant tout le cours de ſon traitement que de coliques légères qui commençaient un inſtant avant d'aller à la garderobe, & qui finiſſaient avec l'évacuation. Ses ſelles & ſes urines, extrêmement noires & chargées de matières épaiſſes & gluantes, me confirmèrent dans l'opinion que j'avais toujours eue, que l'épilepſie, ainſi que bien d'autres maladies du même genre, reconnaiſſaient pour cauſe une humeur glaireuſe qui par fois ſe réſout dans la maſſe des liqueurs & circule avec elles, (alors le malade eſt tranquille), & par fois ſe dépoſe en plus ou moins grande quantité ſur l'organe où une affection vive de l'ame & de la nature de celles qui déterminent le ſyſtôle du cœur (*a*), a établi un foyer d'irritation, ce qui néceſſite la criſe.

Deuxième Obſervation.

La théorie pratique de fluxions, donnée par les anciens maîtres de l'art, nous enſeigne qu'elles ont pour la plupart leur ſiège dans le ſyſtême lymphatique, & que les moyens dérivatifs & révulſifs qu'elles demandent, agiſſent avec d'autant plus d'efficacité que leur action ſe porte plus ſpécialement ſur ce ſyſtême : telle eſt ſans doute la raiſon qui donne une ſupériorité bien frappante à mes poudres végétales adminiſtrées comme purgatif dans les maladies de ce genre. L'obſervation ſuivante pourra vous en convaincre : une femme employée avec ſon mari auprès d'un des chefs de l'hôtel des Fermes de Bordeaux, me conſulta au mois d'août 1789, pour une perte rouge qui la tourmentait depuis dix-huit mois ; le mal ſemblait s'être irrité par tous les remèdes qu'on lui avait

(*a*) Qui reſſerent le cœur.

opposés jusqu'alors : la pâleur extrême de son teint, la sécheresse de sa peau, l'abattement de ses forces, la croute muqueuse qui recouvrait la matière de ses selles, le sédiment blanchâtre & visqueux dont ses urines étaient chargées, la difficulté avec laquelle les fonctions de l'estomac s'éxécutaient, tout annonçait le caractère glaireux ; je présumai donc qu'une humeur de la même nature, devenue corrosive par son séjour, rongeait les membranes des vaisseaux qui fournissent du sang aux organes de la génération, d'où je conclus qu'il fallait procurer l'évacuation de cette humeur, empêcher qu'elle ne se reproduisit, & réparer le ton des vaisseaux utérins affaiblis ou dechirés. Je devais donc avoir recours aux évacuans & aux toniques ; l'expérience m'avait démontré ce double avantage dans mes poudres, & je les employai dans la double intention d'évacuer l'humeur glaireuse & de fortifier le tissu des solides ; je préparai la malade par une boisson appropriée ; elle fit ensuite usage de mon remède suivant la méthode que je lui prescrivis : elle le prit exactement pendant six semaines ; les évacuations furent copieuses & les forces devinrent meilleures : elle rendit pendant les 12 à 15 premiers jours, une quantité considérable de callios de sang noir & visqueux dont plusieurs étaient de la grosseur d'un œuf. Je fus obligé de quitter la malade pour venir à Paris ; mais un mois & demi après, on me manda que sa perte était totalement disparue, que son appétit renaissait, que son estomac était rendu à ses fonctions, que son visage se colorait & que ses forces prenaient chaque jour un accroissement tel qu'on n'avait plus lieu de craindre le retour de son ancienne incommodité.

Troisième Observation.

L'usage antique de traiter indistinctement toutes les espèces d'hydropisie par les purgatifs hydragogues, n'est point ce qui m'a conduit à attaquer cette maladie par mon remède végétal ; c'est dans la nature même de l'hydropisie que j'ai puisé les motifs de cette application nouvelle. Dans toute hydropisie il y a, 1°. surabondance d'humeur séreuse ou muqueuse ; 2°. faiblesse des vaisseaux lymphatiques, dont la faculté absorbante n'est point proportionnée à la quantité d'eau qui se produit ; 3°. accumulation de l'humeur séreuse dans quelques-unes des grandes cavités ou dans les lames du tissu cellulaire qui enveloppe tous les organes. Dans le traitement de l'hydropisie, on doit donc s'appliquer à diminuer la quantité d'humeur féreufe pour qu'elle ne s'accumule pas, à fortifier les vaiffeaux lymphatiques pour qu'ils abforbent mieux, enfin à diriger fur un organe excrétoire d'une grande étendue, le fuperflu de la férofité ou de l'eau ou des glaires dont certaines parties fe trouvent furchargées. Les purgatifs hydragogues ont cet inconvénient, qu'ils affaibliffent à raifons des évacuations qu'ils procurent; dès-lors ils ne remédient pas aux caufes qui entretiennent dans les cavités ou dans le tiffu cellulaire l'humeur aqueufe & féreufe dont les différences efpèces d'hydropifie dérivent. Mon remède végétal évacue comme les hydragogues ordinaires, mais il fortifie comme les plus puiffans toniques; il n'eft donc aucunes des circonftances de l'hydropifie qu'il ne doive atteindre. D'ailleurs puifqu'il exerce une action plus fpéciale fur le fyftème lymphatique, il m'a femblé qu'il imprimoit aux vaiffeaux de ce fyftème un mouvement rétrograde bien propre à l'en décharger, lorfque, comme dans l'hydropifie, il contient plus de matière que les vaiffeaux n'en peuvent abforber. Je pourrais vous citer un grand nombre d'obfervations en preuve de ce que j'avais d'abord imaginé; il me fuffira de rapporter la fuivante : Jean Dodet du village de Chaffaigne, département de la Charente inférieure, était atteint d'une hydropiſie générale : elle étoit ſurvenue à la ſuite des ſaignées copieuſes qui lui fit ſon Chirurgien, dans la vue d'arrêter les progrès d'une inflammation éréſypélateuſe fixée ſur la jambe droite. Le développement de cette hydropiſie ſe fit avec une telle promptitude, que l'enflure devint générale dans l'eſpace de huit jours; tout ſon corps devint bientôt d'une groſſeur énorme; le le bas-ventre ſe remplit d'eau & preſenta ainſi que le ſcrotum un volume effrayant. Il me fut confié dans cet état au mois de juillet 1788. Je le préparai par l'uſage de quelques apéritifs, tels que la racine d'iris noſtras en infuſion, & par quelques boiſſons ſtomachiques : lorſque je crus la cauſe du mal aſſez travaillée pour céder à l'action de ma poudre végétale & que la criſe par les ſelles me parut diſpoſée à ſe faire, je les lui fis adminiſtrer à la doſe la plus forte qu'il continua pendant 7 ſemaines, après leſquelles il fut en état de vaquer à ſes affaires; & depuis ce tems il a joui de la ſanté la plus parfaite.

Quatrième Obſervation.

La citoyenne Lelievre, rue Copeau, faubourg Marcel, vint me conſulter au mois de janvier dernier, pour une maladie chronique qui la tourmentoit depuis long-tems. Parmi les accidens qu'occasionnait l'humeur glaireuse, il s'en présentait certains bien capables d'allarmer & de faire désespérer de sa guérison ; sa figure était bouffie & d'un jaune pâle, ses yeux cernés & ternes, son nez extrêmement gros & plein de mal, son haleine était d'une fétidité peu supportable, l'arrière-bouche à la voûte du palais, présentait un ulcère large d'un petit écu, & dont les bords extrêmement durs étaient épais de quatre lignes ; la malade éprouvait un mal-aise général, tout annonçait la dissolution prochaine des humeurs, & elle était d'autant plus à craindre, que l'ulcère, s'opposant à la déglutition de matières solides, elle ne pouvait prendre une nourriture proportionnée à la besogne qu'avait à faire la nature ; je pensai que rien ne pouvait mieux lui convenir que les poudres végétales ; & après l'y avoir préparé pendant 9 jours, je les lui fis prendre avec un succès tel qu'au bout de ce tems, de tous les accidens, aucun n'existait excepté l'ulcère, dont les chairs étoient belles, mais qui fut encore un mois & demi à se cicatriser : la malade jouit aujourd'hui de la santé la plus parfaite.

Cinquième Observation.

Il y a, comme vous ſavez, infiniment d'analogie entre les glaires & l'humeur laiteuſe. Lorſque ces deux humeurs ſe combinent enſemble & qu'elles ſe placent ſur les principaux organes de la vie, le danger devient preſque toujours extrême, les nerfs s'affectent, le foie s'obſtrue, les corps glanduleux s'engorgent, l'eſtomac perd de ſes forces, la malade maigrit, ſe décolore & tombe dans une faibleſſe telle qu'elle périrait infailliblement ſous peu, ſi on ne s'empreſſait de porter à la nature des ſecours propres à évacuer ces humeurs & à reſtituer à la machine le ton qu'elles lui font perdre avéc une promptitude étonnante; mais, comme vous ſavez auſſi, le danger étant en raiſon du plus ou moins d'importance des parties qui ſe trouvent attaquées, il ſera moins grand ſi elles ſe portent ſur le ſyſtème de la peau ou ſur les articulations, que ſur les ſeins, la poitrine, les glandes du mézentère, ou ſur les vaiſſeaux ſécrétoires de la bile; les deux faits ſuivants viennent à l'appui de cette dernière aſſertion. Deux femmes d'un tempéramment phlegmatique accouchèrent aſſez heureuſement au commencement de ſeptembre dernier, mais le peu de ſoin qu'on eût d'elles dans un moment où on devait agir avec le plus de précaution, donna lieu à la ſuſpenſion du cours du lait qui reflua dans le ſang & ſe combina avec les glaires, qui ſe trouvaient chez toutes deux en grande quantité. Il y avait déjà 6 ſemaines qu'elles étaient accouchées lorſqu'on vint me chercher : l'une avait une irruption conſidérable ſur toute la peau, les articulations étaient très-engorgées; mais le poulx était régulier, le teint ſans être coloré était bon, les yeux quoique fatigués ne préſentaient aucun ſyptôme allarmant, les fonctions ſe faiſaient aſſez bien & l'appétit était paſſable, l'autre avait une diarrhée, qui depuis 3 ſemaines ne lui laiſſait pas un ſeul inſtant de repos, ſon teint était pâle, ſes yeux ternes & cernés, la poitrine était embaraſſée, elle avait une toux sèche, l'eſtomac ne pouvait plus rien recevoir, la région du foie était très-volumineuſe & ſenſible au toucher, les jambes & les cuiſſes étaient d'une groſſeur énorme & œdémateuſes, le poulx était petit & faible, tout annonçait ſa fin prochaine; elle ſeule n'avait pas perdu d'eſpoir; des cataplaſmes réſolutifs & les poudres végétales priſes dans une boiſſon légèrement ſudoriſique &

continuées pendant un mois ou environ, rendirent la première à une ſanté déſirable; mais celle-ci ne devait pas en être quitte en ſi peu de temps. La nature trop faible n'avait pu porter à la ſurface l'humeur morbifique; tout était reſté au centre, les organes les plus néceſſaires à la vie ne pouvaient remplir leurs devoirs reſpectifs, la machine était par cela même appauvrie, il fallait combattre ſon ennemi avec infiniment de prudence, trop d'efforts dirigés contre lui comme trop peu pouvaient le rendre triomphant; l'idée fauſſe dans laquelle la crédulité entretient le vulgaire ſur le mal que peuvent faire les remèdes qui ont une qualité purgative lorſqu'on a la diarrhée, ſemblait faire douter aux aſſiſtans des moyens que je propoſais : elle fait continuellement ſous elle, me diſaient-ils, comment oſerions-nous encore lui donner des remèdes purgatifs? Je ne pouvais m'offenſer de ce que ma propoſition avait atiédi la confiance qu'ils avaient paru avoir en moi : ils ignoraient que les glaires avec leſquels le lait s'était combiné étant la cauſe de l'atonie des ſolides & du relachement du tube inteſtinal, la diarrhée ne pouvait ſe guérir qu'en les évacuant & en détruiſant la cauſe qui les avait produits : je m'efforçai de le leur faire comprendre & les déterminai à s'en rapporter à moi sans pourtant leur faire espérer du succès, car la malade était si faible, que j'y comptais peu moi-même; je lui fis donc administrer les poudres végétales dans une boisson appropriée : quel fut l'étonnement de ceux qui l'entouraient lorsqu'au bout de deux jours d'usage la diarrhée n'existait plus, & que la malade semblait déjà se trouver bien de son nouvel état. En effet, dès ce moment, les forces commencèrent à revenir, elle gagna peu à peu de l'appétit, l'estomac reprit insensiblement son énergie, ses jambes & ses cuisses désenflèrent chaque jour, le foie se désobstrua, les nerfs qui étaient grievement affectés ne la firent plus souffrir; enfin, après quatre mois d'un usage continuel des poudres végétales, tout se rétablit dans l'ordre naturel, & la malade fut rendue à une santé parfaite dont elle n'a cessé de jouir jusqu'à ce jour (*a*).

A M. Doussin-Dubreuil, *Médecin à Paris.*

Montpellier, ce 20 mai 1792.

MONSIEUR,

LES observations que vous nous avez transmises

(*a*) La citoyenne Foin, épouse du Peintre, rue de la Parcheminerie, n°. 211.

autres cavités où il se trouve ; aussi ne serez-vous point surpris si je vous dis que le malade ne transpirait point, que ses nerfs étaient violemment affectés & qu'il se plaignait de coliques venteuses ; le premier de ces deux derniers accidens se faisait ressentir depuis le 9 pluviôse d'une manière si cruelle, qu'il ne pouvait reposer un instant. Voici ce qu'il m'écrivait le 21 pluviôse, il y avait déjà sept jours qu'il faisait usage des poudres végétales que je recommandai de lui faire prendre à la dose la plus forte (*a*), dans une décoction de racines de patience & de bardanne :

« Voilà 12 grands jours que je souffre le martyr, je ne peux pas aller de mon lit au fauteuil sans faire les hauts cris, il me semble que l'on me coupe les nerfs & les jointures des genoux ; cependant, depuis votre remède, l'enflure d'une des jambes a diminué & j'ai senti ce matin un peu de rétablissement de sueur. Salut, LADEY, *liquidateur*, *rue des Déchargeurs*, nº. 456, *section des Gardes-Françaises* ».

Cette lettre, comme vous voyez, n'annonçait

(*a*) Trois gros la prise entière

qu'un

grave qu'éprouva l'année dernière le citoyen Ladey, liquidateur, & dont j'ai été aſſez heureux de le délivrer par l'uſage de mes poudres végétales; la voici : Le citoyen Ladey, âgé d'environ 50 ans, né billieux & phlegmatique par dégénéreſcence, était depuis long-tems fatigué de glaires les remèdes qu'il avait employés pluſieurs fois, n'avaient fait qu'en augmenter le volume en achevant de délabrer l'eſtomac. Lorsque je lui fis ma première viſite, le 14 pluviôſe, cet organe ne pouvait plus ſupporter aucun aliment ſolide, depuis pluſieurs jours le citoyen Ladey vomiſſait des phlegmes, ſa bouche était ſade & pâteuſe, il reſſentait à la région épigaſtrique & ſurtout à la foſſe de l'eſtomac une douleur preſque continuelle accompagnée d'un grand feu. Vous ſavez que les glaires ſont formés de la matière de la tranſpiration, que le principe qui la réduit en grumeaux eſt acide & que c'eſt cet acide qui agace les nerfs, & devient la cauſe d'une claſſe de maladies fort dangéreuſes & quelquefois inguériſſables; vous ſavez également que lorſqu'un agent oppoſé à cet acide le neutraliſe aſſez pour que la matière grumelée devienne fluide, l'air qui y eſt comprimé s'en dégage, ſe raréſie & diſtend les inteſtins ou ſur l'efficacité de vos poudres végétales ont intéreſſé tous nos lecteurs, mais elles n'ont point ſurpris ceux qui connaiſſent les véritables principes de la nature humaine. Hypocrate & les autres Sages qui propagèrent ſa doctrine, ne doutèrent pas que chaque humeur n'eût ſes moyene délaboration & d'évacuation particulières. C'eſt en vain que l'iraſcible Vanhelmont s'eſt élevé contre cette doctriue ancienne, ſous le motif ridicule que tel médicament ne pouvait être envoyé à l'adreſſe de telle humeur. Cette plaiſanterie lancée contre le ſyſtème des scholaſtiques par l'implacable ennemi des écoles, ne tiendrait pas contre la force de vos obſervations réunies. Les médecins y verront la preuve victorieuſe qu'il exiſte un médicament capable d'évacuer les glaires ou les matières muqueuſes par préférence aux autres humeurs, en même temps qu'il détruit le germe de leur conſtante réproduction.

DUMAS, vice-profeſſeur.

Au citoyen Berthier, *Médecin à Bruxelles.*

Paris, ce 2 Brumaire, an troiſième de la république françaiſe.

JE vous ai promis, citoyen & confrère, de vous donner un détail circonſtancié de la maladie qu'un effet très-léger des poudres végétales; mais l'enflure d'une des jambes avait diminué, la transpiration avait paru se ranimer; c'était d'un bon augure. Je fus le voir, le lendemain de sa lettre, 22, & j'appris de lui que la nuit avait été plus tranquille que les précédentes, & que ses douleurs étaient considérablement diminuées; je lui conseillai de continuer les poudres végétales à la même dose : depuis ce jour, il me fut impossible d'aller le voir, jusqu'à celui où il m'écrivit une seconde lettre ainsi conçue :

« Depuis 6 à 8 jours, je n'ai plus qu'une douleur sourde dans les jarrets & de la faiblesse dans les genoux, mon appetit va au mieux, la tête & le cœur se trouvent fort bien. Salut, LADEY. Paris, ce 10 ventôse an second ».

Je me rendis auprès de lui le même jour, & je trouvai sa situation si satisfaisante, que je le crus tout-à-fait hors de danger; tous les symptômes avaient disparu. Je lui conseillai d'aller passer quelques jours à la campagne pour accélérer sa parfaite guérison & de ne plus prendre chaque jour qu'un gros de poudres végétales : il avait été abondamment évacué pendant sa maladie, il ne s'agissait plus que de tenir le ventre libre : je le quittai dans l'espérance qu'il suivrait mes conseils; mais quelle fut ma surprise, lorsqu'on vint m'apprendre six jours après qu'il était pis qu'il n'avait jamais été, que n'ayant pas cru que le porc lui fut contraire, & que d'ailleurs n'ayant pu se procurer d'autre viande, (Paris, comme vous savez fut l'année dernière dans une grande disette de bœuf & de mouton), il en avait mangé abondamment; que depuis une forte indigestion qu'il avait eue le 12, les accidens avaient reparu avec beaucoup plus de gravité qu'auparavant. Vous savez que dans toute hydropisie comme dans la plupart des maladies chroniques & celles surtout qui sont accompagnées de troubles considérables dans les nerfs, le foyer morbifique est principalement dans l'estomac, & que si trop tôt on perd de vue les ménagemens qu'on doit à cet organe, on court les risques d'une rechûte souvent plus terrible que la maladie elle-même; c'est ce qui arriva au citoyen Ladey. Je me hâtai d'aller le voir aussitôt la nouvelle reçue, & je le trouvai en effet plus malade que lorsque je le vis la première fois; ses vomissemens étaient plus fréquens, les jambes, les cuisses, le scrotum & le bas-ventre étaient tuméfiés; ce dernier contenait beaucoup de liquides, j'en sentis la fluctuation, l'ascite était complette. Je crus qu'il était urgent de revenir aux poudres végétales, mais à la dose que je lui avais d'abord ordonnée, & qu'il serait peut-être nécessaire de l'augmenter d'un gros le lendemain, si dans le jour il n'avait pas au moins quatre selles un peu copieuses. Je fis comprendre à ceux qui entouraient mon malade & à lui-même, (car je le connaissais assez philosophe pour pouvoir l'instruire du danger où il se trouvait), que les symptômes ne disparaîtraient qu'en vuidant au plus tôt le bas-ventre & en restituant aux organes le ton qu'ils avaient perdu; que les poudres végétales rempliraient cette double indication, mais qu'il était nécessaire de les seconder par de bons consommés faits avec du bœuf, du mouton & une perdrix ou une poule, en y ajoutant plusieurs carottes jaunes ou rouges; (vous savez que les blanches nourissent peu & n'ont presque point de vertu tonique), qu'il faudrait qu'il prit deux fois le jour quelques gouttes de quintessence d'absynthe & tous les jours un petit verre de vin d'alicante (1). Quoique tout cela, comme vous

(1) Cette observation pouvant fournir de renseigne-

voyez, ne put produire qu'un bon effet & qu'il me promit de l'observer scrupuleusement, je ne comptais guère, je vous l'avoue, sur un grand succès, aussi ne fus-je point surpris de recevoir de lui la lettre suivante, cinq ou six jours après (2). « Paris, ce 21 ventôse soir. L'enflure de la cuisse, de la jambe & du pied n'a pas diminué d'une ligne depuis dix jours; le scrotum & les jointures sont engorgées de manière que je ne puis aller à mon fauteuil; me voici plus mal que je n'ai été aux grandes douleurs près. LADEY. »

Je fus le voir aussitôt sa lettre reçue, je le trouvai au premier abord comme il me l'avait marqué, mais en parcourant les parties malades, je vis qu'il se croyait plus mal qu'il ne l'était; le ventre & le scrotum étaient un peu diminués, il y avait plus de ressort; les jambes, quoique à peu près aussi gonflées qu'il me l'avait écrit, en avaient aussi davantage: son visage étoit moins bouffi,

---

mens utiles à ceux qui feront usage de ce remède, j'ai cru devoir la rapporter telle que je l'ai envoyée au citoyen Berthier.

(2) Les personnes qui n'ont point été dans le cas d'observer des hydropiques, seront peut-être surprises de ce que les lettres que je cite soient toutes écrites par le

ſes yeux étaient plus vifs ; il avait parfaitement ſoutenu de fréquentes & copieuſes évacuations. Je commençai à eſpérer, je fis réduire la doſe des poudres à 2 gros & augmenter ſa nourriture ſolide, qui conſiſtait en cotelettes de mouton & volailles roties ; dès le lendemain, la diminution des gonflemens lui parut ſenſible, ainſi qu'à ceux qui l'entouraient ; & depuis, mon malade fut de mieux en mieux : ſon eſtomac reprit ſes fonctions ; ſes forces revinrent, le ſommeil qui l'avait quitté reparut ; & après une convaleſcence d'un mois, il regagna la ſanté la plus parfaite dont il n'a ceſſé de jouir juſqu'à ce jour.

DOUSSIN-DUBREUIL, M.

Bruxelles, ce 12 Brumaire, an 3 de la république françaiſe.

J'ai lu avec plaiſir l'obſervation que vous m'avez adreſſée concernant le citoyen Ladey. Votre découverte m'inſpirerait, je vous l'avoue, beau-

---

citoyen Ladey ; mais il faut qu'elles ſachent que dans cette maladie l'ame conſerve preſque toujours toutes ſes facultés juſqu'au dernier moment, & qu'il eſt même rare que les malades s'affectent de leur ſituation coup moins de confiance, si vous l'eussiez appliquée indistinctement à une foule de maladies ayant une origine absolument différente; j'aime à voir au contraire, que vous étant particulièrement attaché à étudier une des causes les plus négligées & dont les effets se modifient quelquefois d'une manière extrêmement grave, vous ayez dirigé toute votre attention vers cette cause & cherché les moyens d'attaquer avec succès ce germe funeste d'un grand nombre d'accidens qui jusqu'ici n'ont que trop embarassé les gens de l'art. Mais il me semble, d'après ce que vous avez dit de la manière douce avec laquelle agit ce médicament, que l'on pourrait en prendre une dose plus considérable & accelérer ainsi ses effets, ce qui abrégerait beaucoup un traitement dont la durée peut dégoûter bien des malades.

BERTHIER, M.

RÉPONSE.

Paris, ce 17 Brumaire, an 3 de la république françaife.

S'il est des cas où la nature à besoin de secousses violentes pour se débarasser de ce qui nuit à ſes opérations, il en eſt auſſi où trop de mouvement daus le jeu des ſolides & trop de célérité dans le cours des humeurs ne peut produire qu'un effet contraire à ſes vues, & ces cas-là ſont en général les affections chroniques. On ne peut eſpérer de réuſſir dans ces maladies qu'autant qu'on en attaque la cauſe avec infiniment de douceur c'eſt pourquoi j'ai penſé qu'une ou deux évacuations glaireuſes provoquées chaque jour & ſoutenues un temps relatif à la gravité des accidens m'offriraient beaucoup plus de ſuccès que de évacuations copieuſes & trop fréquemment répétées. J'ai été confirmé d'ailleurs dans la détermination que j'avais priſe, par une réflexion importante ; l'humeur glaireuſe n'eſt pas ſuſceptible de la même fluidité que les autres humeurs, & ne le devient que peu-à-peu ; il y aurait à craindre qu'une doſe trop forte n'enlevât que ſa partie la plus liquide ; ce qui rendrait le reſte plus épais, & par conſéquent trop difficile à évacuer : ajoutez à cela que les nerfs, toujours plus ou moins irrités par ſa préſence, le ſeraient encore davantage par des ſecouſſes inattendues. Tel fût le principe qui me guida dans l'application de ma découverte : il eſt, je le répète, des cas où la Nature a beſoin de moyens extrêmes, & la maladie du citoyen Ladey en fournit un exemple; mais ſi l'on fait attention à l'état où il ſe trouvait, on verra qu'il avait une hydropiſie bien caractériſée; qu'alors la matière de la tranſpiration où l'humeur glaireuſe était répandue dans un grand volume d'eau, & qu'il était facile de l'évacuer promptement & en grande quantité; tandis que trop de lenteur aurait infailliblement occaſionné ſa perte. Engagez donc ceux qui auraient beſoin de faire uſage de ce remède à ſe ſoumettre à des loix que je n'ai établies qu'après y avoir réfléchi long-temps. Je conviens que quelquefois le traitement peut devenir très-long, ce qui, comme vous dites fort bien, eſt capable de dégoûter; mais ſouvent auſſi trois ſemaines ou un mois au plus ſuffiſent pour obtenir la ſanté, & d'ailleurs où trouvera-t-on un rémède moins aſſujertiſſant, puiſque pendant ſon uſage on peut vaquer à ſes affaires; qu'on peut le prendre dans tous les tems qu'il n'a aucun goût déſagréable; que, rendu dans l'eſtomac, il ne donne aucun rapport, & qu'on en eſt quitte pour ſe préſenter, dans le courant de la journée, une ou deux fois à la garde-robe.

Salut & amitié. DOUSSIN-DUBREUIL.

MANIÈRE
D'EMPLOYER LES POUDRES VÉGÉTALES.

Mettez dans une pinte d'eau une grosse carotte, ou plusieurs petites (1) : si elle est grosse, il faut en extraire le cœur, qu'on n'admettra point, parce qu'à ce dégré de végétation il contient un principe différent de l'écorce. Faites bouillir cette racine quatre minutes; immédiatement après mettez dans cette décoction la poudre végétale, & retirez aussi-tôt la cafetière du feu : laissez reposer une demi-heure ; passez dans un linge très-fin ; formez du tout six verres, dont vous prendrez trois à jeun d'heure en heure. On peut déjeuner une heure après avoir pris le troisième verre : prenez le quatrième verre une heure avant le dîner, & les deux derniers cinq heures apres, en observant également, entre ces deux verres, un intervale d'une heure. Il n'y a pas d'inconvénient à les pren-

(1) On peut substituer à la carotte les racines de patience & de bardanne, une demi-once de chaque ; lorsque les racines sont grosses, l'écorce seule doit servir : la bardanne doit bouillir deux minutes, & la patience n'a besoin que d'infuser; ainsi on la mettrait dans la cafetière en même-temps que les poudres végétales.

dre froids lorsque la maladie n'est n'est pas assez grave pour exiger les précautions les plus scrupuleuses, mais seulement pendant l'été.

La dose des poudres doit être relative à la différence des tempéramens; les glaires, comme je l'ai déjà dit, ne se vuidant pas avec la même facilité chez tous les sujets, il est nécessaire de proportionner cette dose au plus ou moins de difficulté d'évacuation. C'est pourquoi il sera toujours prudent de commencer par la sixième partie : quoiqu'il puisse arriver que dans le même jour on soit obligé de prendre la prise entière. Il faut au moins obtenir deux évacuations *glaireuses* par jour; si la sixième partie, c'est à-dire, un des petits paquets contenant un demi gros, procurait au malade ces deux évacuations ou une un peu copieuse, il s'en tiendrait à cette dose; sinon il doit l'augmenter chaque jour jusqu'à ce que le remède agisse, sauf à diminuer ensuite; car il est possible que l'humeur une fois bien travaillée, le tiers ou même la sixième partie suffise pour entretenir l'évacuation jusqu'à ce qu'on se sente pleinement soulagé. C'est au malade à étudier sa situation & à juger.

On peut prendre aussi les poudres soit en pilules, soit *délayées* seulement dans la décoction, & alors sans être passées; cependant le premier mode que j'ai indiqué est celui auquel il vaut mieux s'attacher, dans les cas graves surtout. Quant aux personnes obligés de voyager, qui seroient bien aises de se traiter en route, ou qui ayant commencé le traitement ne voudroient pas le suspendre, elles pourront emporter avec elles des pilules préparées ainsi : on prend la quantité de poudre qu'on a intention d'employer : on la détrempe avec un peu de la décoction, on en forme une pâte dont on fait ensuite de petites boules de la grosseur qu'on veut, & le matin, à jeun, on prend, en trois fois, le nombre de pilules qu'a fourni la dose adoptée pour chaque jour.

Il faut avoir soin alors de se munir de thé, dont on prendra un verre toutes les fois & immédia- après qu'on aura pris des pilules : on ne fera pas mal d'en prendre deux ou trois verres dans le courant de la journée, s'il est possible, aux heures indiquées pour la décoction : le thé doit être léger & peu sucré.

Si le voyage étoit long, je conseillerais de ne faire les pilules qu'en route, & toutes les fois pour quatre jours seulement ; car lorsqu'on en a une trop grande quantité de faites, elles deviennent dures, & opèrent plus difficilement ; il arrive même quelquefois qu'on en rend plusieurs sans qu'elles paraissent avoir diminué de leur volume ; il vaut donc mieux en faire à mesure qu'on en aura besoin.

On peut conserver ce remède plusieurs années, pourvu qu'on ait le soin de le garantir de l'humidité

Régime.

Comme les alimens qui servent à l'homme ne sont pas répartis égalemen sur tous les points des pays qu'il habite, il faudrait, pour prescrire un régime positif, l'approprier à toutes les localités ; ce qui serait impossible. On doit donc, pendant l'usage de ce remède, s'en tenir à la nourriture reconnue généralement pour la plus saine : le bœuf, le mouton, la volaille, soit rotis, soit bouillis, seront préférés aux viandes blanches, telles que le veau, l'agneau & le porc, parmi les différentes espèces de poissons, la sole, la limande, le brochet seront aussi préférés, comme étant plus légers, aux harengs, à l'anguille, à la morue & aux saumon : les œufs cuits de toutes les manières conviennent parfaitement. On s'abstiendra de toutes substances lourdes & de digestion difficile, de mets épicés, de crudités, de patisserie, de liqueurs & même de vin pur, à moins qu'il ne soit d'une bonne qualité : dans ce cas, loin de nuire, la moitié d'un verre & même un un verre entier pour ceux accoutumés à en boire, pris à la fin de chaque repas, ne peut que faire beaucoup de bien. On ne prendra point de café, ou, si c'est une ancienne habitude, on le prendra sans lait. Les salades de cresson, de céleri & toutes celles qui sont amères, sont très-propres à seconder les effets du remède; mais il faut y mettre peu de vinaigre.

Les personnes qui ont des glaires doivent faire ensorte que leur pain soit toujours bien cuit & rassi; il serait même à propos qu'un pain de deux livres restât au four autant de tems qu'un pain de trois livres.

Nota bene. La préparation d'usage dans les purgatifs ordinaires n'est pas essentielle ; cependant, je conseille aux malades qui seraient très-foibles de prendre pendant deux jours francs la décoction seule; on n'y ajoutera les poudres que le troisième jour.

On ne doit pas s'inquiéter si, dans les premiers jours, on avait des coliques, elles dépendraient de la tenacité de l'humeur glaireuse ou de l'air qu'i s'en dégage à mesure qu'elle perd de sa densité : cet air, comme je l'ai dit plus haut, se raréfie, distend les intestins, & occasionne chez quelques sujets des douleurs qui n'existent plus lorsqu'on a été à la garde-robe.

Il ne faudrait pas s'inquiéter non plus si l'on éprouvait au fondement des cuissons lorsque l'humeur glaireuse passe; elles sont occasionnées par son âcreté.

Dans les douleurs vives de la goutte ou des rumatismes, il faut toujours, pour faire usage de ce remède, que la crise soit passée; il n'y a que dans les cas d'hydropisie où il ne faut point avoir égard aux douleurs.

Ceux dont la maladie aura été grave & longue, & dont les organes ayant par conséquent beaucoup souffert, auraient de la peine à s'opposer à la reproduction des glaires & au retour des accidens qui en résultent, doivent de tems à autre en prendre quelques prises. Il faut avoir soin de se bien nourrir, & surtout de ne jamais laisser languir l'estomac, qui, par l'usage de ce remède, ne tarde pas à acquérir de l'énergie.

FIN.

AVIS.

Le prix des Poudres était originairement de 40 sols la prise ; on a été obligé de suivre le cours progressif : elles sont actuellement à 12 liv.

Il faut avoir soin d'affranchir les Lettres de demandes, & de charger celles qui contiennent des assignats.

Les demandes ne peuvent être moindres de 10 prises.

Le Directeur du Bureau général des Poudres végétales, (rue de la Vieille-Monnaie, n° 20, à Paris), invite les Citoyens des Départemens dont les demeures sont éloignées des routes & des villes où passent les messageries, à indiquer l'endroit le plus rapproché d'eux, ou celui dans lequel ils pourraient avoir des relations quelconques, afin qu'il puisse y adresser les paquets (Bureau restant). d'où sur la lettre d'avis, ils les feront retirer par la voie qu'ils jugeront la plus sûre. Le motif de cette observation est que la messagerie ne se charge point des paquets dont l'adresse indique une destination écartée de la circulation commerciale.

Il n'est pas inutile d'engager ceux qui auroient avec Paris des relations directes ou indirectes, à profiter des occasions qu'elles leurs fourniraient pour faire adresser les paquets sans le secours de la messagerie. Les frais par cette voie étant considérables, sur-tout pour les petits envois, (le moindre poids, jusqu'à celui de 10 livres, supporte une taxe egale à ce dernier poids.) Il est bon d'observer que plus les demandes seront considérables, moins les frais de transports seront couteux. Il y aurait par cette raison un avantage sensible à réunir en une seule plusieurs demandes d'une même Commune, ce qui serait d'autant plus commode que la division des prises rend leur répartition très-facile. Il ne faudrait alors qu'une seule lettre & un seul envoi.

On ne fait point d'envois *par la Poste*.

De l'Imp. d'A.-A. LOTTIN, *rue d'Enfer, nº. 3, en la Cité.*

www.ingramcontent.com/pod-product-compliance
Ingram Content Group UK Ltd.
Pitfield, Milton Keynes, MK11 3LW, UK
UKHW021645260726
13994UKWH00003B/1281

9 782329 380995